ÉTUDE CLINIQUE

SUR LA

CONTUSION DE L'ABDOMEN

PAR

JULES INCHAUSPÉ

DOCTEUR EN MÉDECINE DE LA FACULTÉ DE PARIS

PARIS

LIBRAIRIE DES SCIENCES MÉDICALES

FRÉDÉRIC HENRY

13, RUE DE L'ÉCOLE-DE-MÉDECINE, 13

1877

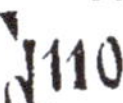

ÉTUDE CLINIQUE

SUR LA

CONTUSION DE L'ABDOMEN

PAR

JULES INCHAUSPÉ

DOCTEUR EN MÉDECINE DE LA FACULTÉ DE PARIS

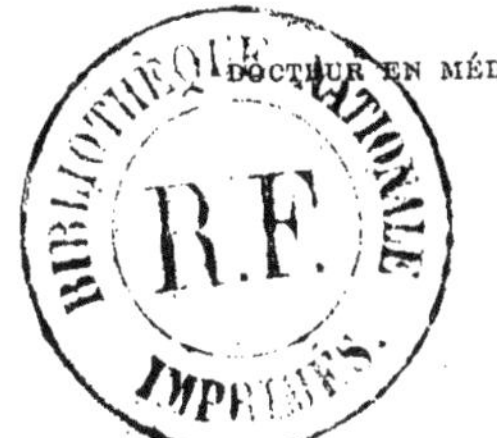

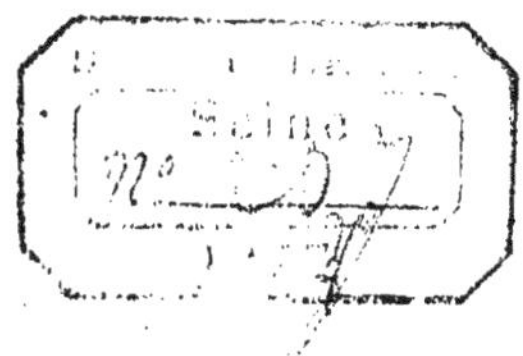

PARIS

LIBRAIRIE DES SCIENCES MÉDICALES

FRÉDÉRIC HENRY

13, RUE DE L'ÉCOLE-DE-MÉDECINE, 13

1877

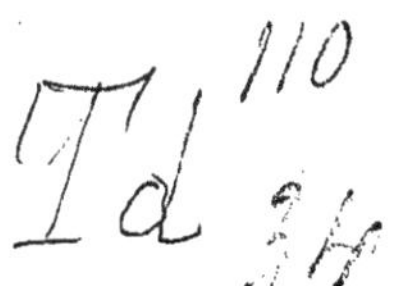

A MON PÈRE

A MA MÈRE

A MA SŒUR

A MES PARENTS

A MES AMIS

A MON PRÉSIDENT DE THÈSE

M. LE PROFESSEUR BROCA

ÉTUDE CLINIQUE

SUR LA

CONTUSION DE L'ABDOMEN

INTRODUCTION

Peu de travaux d'ensemble ont été faits sur la contusion de l'abdomen.

Les ouvrages où ce chapitre de pathologie est développé, s'attachent plutôt à une énumération des désordres que le traumatisme peut produire dans la cavité abdominale, qu'à mettre en relief les caractères cliniques à l'aide desquels il serait possible de les reconnaître et partant, de fournir les indications thérapeutiques.

C'est surtout par ce côté que nous nous proposons d'envisager les contusions de l'abdomen.

C'est presque un axiome ou, si l'on veut, un aphorisme, qu'à la suite d'une contusion de l'abdomen, on ne peut jamais dire ce qui se passe en arrière de la paroi.

L'étude attentive de quelques cas qu'il nous a été donné de voir, et de ceux rapportés par différents auteurs, nous a montré, en effet, que très-souvent il en est ainsi, que souvent il est impossible d'aller au-delà du doute, et que quelquefois enfin l'autopsie est venue démentir un diagnostic d'ailleurs rationnel.

Nous croyons cependant qu'il est possible de faire quelque progrès dans la voie de ce diagnostic; nous croyons qu'il est des points de repère certains sur lesquels nous nous proposons d'insister, et si nous ne pouvons arriver à attacher à chaque lésion une symptomatologie qui permette de la reconnaître sûrement, nous aurons, du moins, tenté une entreprise que d'autres, sans doute plus autorisés que nous, mèneront à bonne fin.

Ce que nous venons de dire indique assez clairement, que notre but n'est pas de suivre dans toutes leurs péripéties les diverses lésions que nous rencontrerons chemin faisant. Outre que ce cadre est beaucoup trop large, nous risquerions de faire une œuvre sans unité en tombant dans l'histoire particulière du traumatisme de tel ou tel organe.

Notre but est le suivant : étant donnée une contusion de l'abdomen, quels sont dans tel cas particulier les désordres produits?

Nous ne nous bornerons pas cependant à un diagnostic immédiat. Nous n'ignorons pas combien il est difficile, sinon impossible, pour bien des cas, dans les premières heures de l'accident ; et que la tournure que prendront les choses, l'apparition inattendue d'un symptôme, muet jusque-là, peuvent l'éclairer subitement.

Aussi prendrons-nous dans la suite des phénomènes possibles ceux qui nous paraîtront propres à trouver le résultat que nous cherchons : le diagnostic.

Nous prions nos juges d'avoir pour notre travail la plus grande indulgence. Nous ne pouvions avoir d'illusions, sur les difficultés de toutes sortes qui nous attendaient, le jour où nous en avons conçu la pensée ; mais ces accidents sont de tous les jours, le praticien peut être appelé, sinon à formuler un diagnostic précis, du moins à porter un pronostic. Il nous a paru utile qu'un tel travail soit fait, nous l'avons tenté.

CHAPITRE PREMIER

DES LÉSIONS QUE LE TRAUMATISME PEUT PRODUIRE DANS L'ABDOMEN

Une introduction nécessaire à l'étude clinique de la contusion de l'abdomen nous a paru être la nomenclature aussi complète que possible des diverses lésions qu'elle peut déterminer, la connaissance de leur fréquence relative, enfin l'exposé pour quelques-unes d'entre elles, s'il y a lieu, des circonstances particulières qui, ayant leur reflet dans l'expression clinique, peuvent servir à la faire connaître.

§ Ier. — La contusion de l'abdomen, même à un fort degré, peut ne déterminer aucune lésion superficielle ou profonde. Il peut en être ainsi même avec des perturbations fonctionnelles graves et pouvant entraîner la mort. Les troubles observés alors peuvent être purement nerveux. Nous aurons plus tard l'occasion de développer ce point. D'autres fois les désordres anatomiques peuvent être intra-pariétaux et ne s'accompagner d'aucune lésion des viscères. Tels sont les phlyctènes à contenu séro-sanguin, des bosses sanguines sous-cutanées.

Nous n'avons trouvé dans la littérature médicale, qu'un seul exemple de ces épanchements séreux traumatiques, tels qu'on les rencontre aux membres, principalement à la face externe de la cuisse.

Le fait est consigné dans un mémoire de Toulmouche, inséré dans les *Annales d'hygiène et de médecine légale.* (1858 — t. X, 2e série, p. 123.)

Dans ce cas, l'épanchement n'était pas seulement sous-cutané ; il s'étendait au-dessous des aponévroses et jusque dans l'épaisseur des muscles droits.

Dans la catégorie des lésions intra-pariétales il faut ranger la rupture de l'un des muscles droits et même des deux. Nous verrons plus tard à quelle considération donne lieu cette lésion, et quelles suites elle peut avoir. Bornons-nous pour l'instant aux deux points suivants : 1° La rupture du muscle droit ayant pour effet d'affaiblir considérablement la résistance des parois abdominales en un point limité, doit avoir pour conséquence de permettre une hernie des intestins dont la force expansive est toujours en jeu ; 2° la richesse vasculaire de ces muscles, telle que pas un autre muscle de l'économie ne peut leur être comparé à cet égard, puisque les artères mammaires internes et les épigastriques viennent s'anastomoser dans leur épaisseur ; doit être l'occasion d'un épanchement hémorrhagique, de nature à modifier singulièrement la physionomie de la lésion. A ces épanchements sanguins de la paroi abdominale on peut joindre ceux qui ont leur siége sur la surface externe du péritoine entre la séreuse et la paroi. Un cas remarquable de ce genre est relaté par Pelletan dans sa *Clinique chirurgicale* (T. II, p. 117).

Nous y reviendrons.

Parmi ces lésions intrapariétales, citons encore l'infiltration sanguine des muscles (Larrey, *Clin. chir.*, t. II), la rupture des muscles larges à leur insertion sur la crête iliaque (Larrey, *loc. cit.*). Citons enfin en dernier lieu, ce qui ne veut pas dire qu'elle soit dépourvue d'intérêt, la fracture de l'appendice xiphoïde dont nous avons pu observer un cas. On sait, en effet, à quels troubles singuliers et persistants, bien propres à donner le change, une lésion de ce genre a pu donner lieu.

Il n'est pas, pour ainsi dire, un seul des viscères abdominaux qui ait échappé au traumatisme. A cette occasion, il est une remarque dont l'importance ne peut nous échapper. Il consiste dans ce phénomène singulier au premier abord, mais dont nous croyons pouvoir donner tout à l'heure une explication satisfaisante, que ce ne sont pas les lésions graves de la paroi elle-même qui doivent faire croire à des lésions profondes étendues. Bien au contraire, c'est presque toujours avec des lésions nulles ou insignifiantes de la paroi qu'ont coïncidé les désordres les plus considérables dans l'enceinte abdominale.

Nous pourrions nous borner à dire que tous les organes contenus dans l'abdomen ont pu être blessés, mais cela ne suffirait point; certains, en effet, ont pu être atteints à des degrés divers. Signalons en premier lieu des taches ecchymotiques sur presque toute l'étendue de la portion sous-diaphragmatique du tube digestif.

Jobert a rapporté de ce genre de lésions un exemple remarquable, auquel il a même attaché une symptomatologie particulière. (Dictionnaire en 30 volumes, art. *Abdomen.*)

Parmi les organes solides, le foie, la rate, les reins, le pancréas ont été trouvés porteurs de lésions diverses.

Les lésions du foie consistent le plus souvent en fissures plus ou moins profondes. Les déchirures occupent le plus souvent la face convexe et leur direction est antéro-postérieure. Il existe quelques observations de déchirures de la face inférieure du foie. (Marmy, *Bull. soc. Anat.*, t. XXIII. Devergie, *Médecine légale*, t. II).

On a trouvé le foie divisé en deux parties devenues complétement indépendantes. (Bertholl, *Bull. Soc. anat.*, 1856, t. 1, pag. 25. Farabeuf, *Bull. Société anat.*, 1865, 2e série, t. X, p. 658.)

A côté des ruptures du foie se placent les déchirures de la vésicule et des conduits biliaires.

Les lésions traumatiques de la rate consistent en épanchements dans son épaisseur, en déchirures plus ou moins étendues, enfin on l'a trouvée réduite en bouillie.

Celles des reins présentent les mêmes variétés. Nous avons trouvé un exemple de luxation traumatique du rein.

Il n'y a pas d'exemple de rupture des urétères. Il existe quelques observations de déchirure et de rupture du pancréas. La rareté de ces blessures doit être attribuée à la fermeté de son tissu, car il n'est pas d'organe dans l'abdomen qui prête mieux au traumatisme par sa position et ses rapports.

Les organes creux que leur souplesse et leur élasticité semblerait devoir prémunir sont au contraire souvent atteints par la contusion.

La rupture de l'estomac encore contestée, il n'y a pas longtemps (Voir Velpeau, Dictionnaire en 30 volumes), est aujourd'hui hors de doute.

On a trouvé des solutions de continuité dans presque toute la hauteur de l'intestin. Les lésions traumatiques de l'intestin produites dans les circonstances dont nous nous occupons méritent une mention particulière.

Tandis que jusqu'à ce moment nous n'avons guère rencontré que des déchirures des solutions de continuité, l'intestin va nous offrir l'exemple de lésions particulières, ce sont d'abord des ruptures partielles des tuniques les plus internes. Un cas de ce genre est rapporté dans la thèse de Penasse.

Voici l'observation :

OBSERVATION I

Etienne Joseph, ciseleur, âgé de 12 ans, fortement constitué, allait à ses travaux, lorsque la rencontre de plusieurs voitures, qui embarrassaient une rue étroite, le força à se ranger derrière une borne, dont la saillie ne le protégea pas assez pour l'empêcher d'être violemment heurté par un timon qui le frappa au ventre, détermina sa chute sans lui faire perdre connaissance. Il fut apporté quelques heures après à l'Hôtel-Dieu : il souffrait beaucoup du ventre qui n'offrait pas de contusion ; on remarquait seulement quelques légères excoriations à la partie supérieure externe de la cuisse gauche ; la face était pâle, le pouls petit. (Cataplasmes, tilleul, oranger.) Le 13, les douleurs abdominales étaient exaspérées par la moindre pression ; le ventre était tendu. Face pâle terreuse, les yeux mornes, ternes, abattus, peau chaude, pouls petit et fréquent ; respiration gênée ; langue sèche, soif vive. Le malade ne rendait qu'une petite quantité d'urine, ce qui fit craindre une déchirure de la vessie ; aussi se hâta-t-on d'introduire une sonde de gomme dans l'urèthre et de la laisser continuellement ouverte, il s'en échappa une urine dont la teinte rouge diminua les jours suivants (30 sangsues, diète, limonade).

Le 14, abdomen toujours tendu douloureux, il a vomi pour la première fois. (35 sangsues.)

Le 15, délire pendant la nuit, diminution des douleurs, moindre tension du ventre, constipation. (Lavements laudanisés, vingt sangsues.)

Même état le 19.

Le 20, tension continue du ventre, pouls petit, voix éteinte.

21. Délire continu, plaintes, face altérée, pouls presque insensible ; enfin la mort arrive à six heures du soir.

Autopsie. Trente-huit heures après la mort. Habitude extérieure, roideur prononcée, légère excoriation à la cuisse.

Abdomen. — Quoique la peau ne présente pas de traces de contusion, les muscles sont infiltrés de sang noir, le péritoine est d'une rougeur très-prononcée, ses deux feuillets sont unis entre eux par des concrétions jaunâtres, albumineuses ; des sérosités purulentes remplissant le petit bassin, circonvolutions intestinales recouvertes de fausses membranes et unissant entre eux les organes abdominaux, aucun d'eux ne présentait de déchirure. Le tube digestif était sain, excepté le duodénum, qui présentait à un pouce au-dessous de l'orifice pylorique une ulcération à bords élevés pénétrant jusqu'au tissu cellulaire sous-muqueux condensé. Le cœur offrait une injection plus prononcée dans l'étendue de deux ou trois pouces. Les reins étaient sains. Le tissu cellulaire environnant était ecchymosé ; celui du côté gauche était condensé, grisâtre, contenant un peu de pus. La vessie était intacte, elle n'offrait à l'extérieur que des adhérences avec l'intestin et peu de lésions appréciables. Tous les autres organes paraissaient être dans l'état normal.

On a trouvé des hernies, véritables hernies de force, déterminées, alors que les orifices herniaires étaient restés intacts jusque-là, par la réduction brusque de l'enceinte abdominale dans le traumatisme.

Toutefois les cas de ce genre sont rares. L'un des plus remarquables appartient à M. Rigaud et est mentionné par M. Ledentu dans son article *Hernies* du *Dictionnaire de médecine et de chirurgie pratique*. Ce fait est non moins remarquable par sa singularité que par sa rareté. La hernie en effet située dans la région inguinale *gauche* était constituée par le cœcum. Le seul fait du même genre que nous ayons pu trouver est relaté dans la thèse de Penasse ; encore faut-il ajouter qu'il est discutable.

Le voici ;

OBSERVATION II

Marie-Anne Louvel est porté à l'Hôtel-Dieu ; sa respiration est haletante, le pouls petit et faible. Il se plaint de vives coliques qui le forcent de se tenir courbé ; l'application de la main sur le ventre est très-douloureuse ; cette partie est très-tuméfiée. La bourse droite et le canal inguinal droit sont le siége d'une tumeur oblongue volumineuse, celle-ci est formée par le testicule qui a acquis trois ou quatre fois son volume normal, et par des parties molles qui n'offrent pas beaucoup de tension. On crut d'abord avoir affaire à une hernie étranglée, mais le malade nous détrompa en racontant que la veille, en voulant séparer deux individus qui se battaient, il avait reçu un violent coup de pied sur le bas-ventre. Le malade avait vomi peu de temps après, mais il ne vomissait plus. On ordonna des cataplasmes, la diète, une potion calmante.

Le lendemain le malade était tourmenté par des frissons, auxquels succédaient des sueurs, des envies de vomir non suivies d'effet ; violentes douleurs exaspérées par le moindre mouvement. Saignée ; 40 sangsues sur le bas-ventre, cataplasmes. Pendant trois jours, la péritonite ne diminue pas d'intensité. Neuf jours après son entrée à l'hôpital, les piqûres de sangsues donnent lieu à un érysipèle de la paroi antérieure de l'abdomen, accompagnée de symptômes généraux graves ; délire, prostration de forces, insomnie, nausées abondantes, selles liquides. On donne au malade un lavement mucilagineux. On prescrit du riz gommé coupé avec de l'eau de Seltz.

Peu à peu les phénomènes s'amendèrent et le malade sort de l'hôpital parfaitement guéri, un mois et demi après sa rentrée.

Un effet des traumatismes de la paroi abdominalea été dans quelques cas la rupture de l'intestin hernié.

Dans ces cas la contusion portait sur la masse herniaire elle-même.

Une lésion rare aussi, c'est la rupture du mésentère; nous n'en connaissons que deux exemples, l'un appartenant à M. Duguet est consigné dans le *Bulletin de la Société anatomique*, 1863, 2e série, T. VIII). Nous devons le second à l'obligeance de M. Bulteau, interne des hôpitaux de Paris.

OBSERVATION III.

Le nommé Collin, Louis, âgé de 56 ans, est apporté le 2 mai 1876 à l'hôpital Lariboisière.

Il est couché salle Saint-Louis, n° 33, service de M. Tillaux. Ce malade vient d'être tamponné entre deux wagons, c'est sur l'abdomen que le traumatisme a porté. Grande prostration. Pouls petit, face pâle, pas de fracture. Abdomen peu douloureux, pas de traces de contusion. Le malade est tellement prostré qu'il ne peut rendre compte de ses sensations.

3 mai. — Le visage est grippé, la prostration persiste, le pouls est petit comme dans les grandes hémorrhagies. Le ventre est douloureux, un peu balonné.

Pas de matité anormale.

On porte le diagnostic suivant : contusion de l'abdomen avec épanchement sanguin probable dans le péritoine.

Les douleurs sont plus vives dans la journée. Le malade meurt presque subitement à 3 heures de l'après-midi.

Autopsie. — Il y a environ un litre de sang dans le péritoine. Il est surtout répandu dans le petit bassin, les intestins nagent au-dessus de l'épanchement, ce qui explique l'absence de matité anormale.

La rate est saine. Il en est de même des reins.

Légère contusion du foie.

Le mésentère est coupé net à son insertion sur l'intestin sur une étendue de *soixante-quinze centimètres environ.*

Les vaisseaux du mésentère sont oblitérés par des caillots de nouvelle formation.

Infiltration du sang sous le péritoine pariétal.

Les gros vaisseaux artériels et veineux sont intacts.

La peau, les muscles de l'abdomen sont disséqués avec soin, on n'y trouve pas de lésion.

Nous ne connaissons qu'un cas de déchirure du petit épiploon, nous aurons l'occasion d'y revenir.

Un organe souvent atteint par le traumatisme de l'abdomen et dont nous n'avons pas encore parlé, c'est la vessie. On comprend, en effet, qu'il doive presqu'en être fatalement ainsi, lorsqu'elle est distendue par l'urine de manière à dépasser le plan du détroit supérieur du bassin, et que la violence porte sur l'hypogastre.

Presque toutes les ruptures intéressent toute l'épaisseur de la paroi vésicale.

Toutefois la rupture incomplète de la vessie a été démontrée par Dupuytren.

La contusion du bas-ventre chez la femme ne mérite pas une mention particulière. Il est sans exemple, en effet, qu'en dehors de l'état de grossesse le traumatisme puisse donner lieu à des phénomènes particuliers.

Quant à la contusion de l'utérus gravide on comprendra aisément que nous ne puissions entrer dans un sujet qui serait une diversion et nous entraînerait trop loin.

Passons aux gros vaisseaux; la veine cave, l'aorte, le tronc cœliaque ont été trouvés divisés ou déchirés sur des cadavres d'individus morts à la suite de divers traumatismes.

Un organe de l'abdomen qui paraît avoir le privilége d'échapper au traumatisme, c'est la veine porte.

Nous n'avons pas, en effet, trouvé un seul cas de ce genre de lésion dans la littérature médicale.

Il est une lésion relativement rare à laquelle on doit songer toutes les fois que la contusion a dépassé la violence habituelle. Je veux parler de la rupture du diaphragme. Une telle lésion entraîne presque toujours le passage des viscères de l'abdomen dans la cavité thoracique; en un mot, la contusion de l'abdomen est une des causes de la hernie diaphragmatique, nous dirons même, la cause la plus fréquente. Cette hernie peut s'accompagner de la rupture des organes herniés.

§ II. — Après avoir donné une énumération sommaire et aussi succincte que possible des désordres que le traumatisme peut produire dans l'abdomen, énumération dont l'utilité clinique est certaine, puisque le praticien en présence d'une contusion abdominale doit avoir présentes à l'esprit les lésions qu'elle peut déterminer, il nous paraît non moins utile de donner un aperçu de leur fréquence relative.

Nous ne parlerons pas ici des lésions pariétales. Outre que leur diagnostic est entouré de difficultés moins nombreuses, on n'a pas oublié que notre objet principal est le diagnostic des lésions profondes.

De toutes les lésions, les plus fréquentes sont celles du foie. Les déchirures de la rate et les ruptures de l'intestin ne viennent qu'après celles du foie.

La position superficielle de cet organe, sa fixité, son volume, la nature de son tissu expliquent la fréquence de ses lésions. Les mêmes considérations s'appliquent à la rate dont la cohésion est bien plus faible.

Quant à l'intestin, c'est à sa disposition en forme de tube élastique distendu par des fluides qu'il doit sa vulnérabilité.

De cette disposition en effet, il résulte qu'un choc ne borne pas ses effets au point même qu'il a percuté. Dans ces conditions la violence peut se propager à distance. Qu'il se trouve un point de cette paroi ainsi refoulé excentriquement par un accroissement brusque imprimé à la tension intérieure, là pourra se produire une rupture sans qu'il soit nécessaire que la violence vienne agir sur ce point lui-même. Nous reviendrons sur ce sujet intéressant des ruptures de l'intestin.

Nous verrons quelles données peut fournir l'étude de la physiologie pathologique de semblables lésions et les indications qu'elle peut fournir au diagnostic.

Les lésions des autres organes sont de beaucoup plus rares. Sur un second plan viennent, toujours par ordre de fréquence, la rupture de la vessie dont M. Houel a réuni quarante-quatre cas dans sa thèse d'agrégation. Enfin des lésions tout à fait rares, sont la rupture de la vésicule du fiel, de la veine cave inférieure, du canal cholédoque, du pancréas, des reins, de l'aorte, et les hernies diaphragmatiques. Il ressort donc de la connaissance de la fréquence relative des lésions profondes que les présomptions doivent avant tout porter sur le foie, la rate ou l'intestin.

Ces prévisions, comme nous le verrons plus tard, deviennent d'autant plus fortes que le traumatisme a agi dans des conditions particulières qu'il est presque toujours possible de relever.

§ III. — Relevons maintenant, dans l'histoire anatomo-pathologique de chaque lésion traumatique d'organe ce qui peut servir à la faire reconnaître.

On sait ce qu'il faut penser de la doctrine de Petit fils, sur les épanchements hématiques intra-péritonéaux. Il admettait que, quelle que fût la source de l'hémorrhagie, en vertu de la réaction réciproque de l'intestin et des parois, le sang extravasé se trouvait emprisonné et bientôt enkysté sur place.

Bien plus conforme aux faits, est l'opinion de Garengeot. Pour lui le sang déversé dans le péritoine se portait invariablement vers l'hypogastre, cela est généralement vrai.

De plus, si on considère avec Malgaigne que le mésentère forme au milieu de la cavité péritonéale une cloison antéro-postérieure et verticale divisant cette cavité en deux compartiments secondaires, l'un droit, l'autre gauche, on comprend qu'une hémorrhagie due à une rupture du foie, « et c'est la règle qu'une déchirure de cet organe devienne la source d'une hémorrhagie abondante », on comprend, dis-je, que la masse sanguine doive venir se collecter dans la fosse iliaque droite et que c'est dans la même région que seront au maximum les lésions de la péritonite consécutive. En voici un exemple :

OBSERVATION IV

Homme ivre écrasé par une voiture, fractures multiples de côtes à droite. Délire. Mort dans la journée.

L'abdomen contenait une certaine quantité de sang coagulé, surtout à la partie inférieure du foie. Cet organe était lui-même verticalement déchiré dans toute son épaisseur et dans la presque totalité du lobe droit, dont la face supérieure présentait quelques ecchymoses sous-péritonéales. Cette rupture s'était produite sous l'influence de la pression extérieure et d'une manière indirecte, aucun fragment de côtes brisées n'ayant pénétré dans la cavité abdominale. (Bertholl, *Bul. Soc. Anat.*, 31ᵉ année, 1856, 2ᵉ série, T. I, p. 25.)

La rupture de l'intestin s'accompagne presque toujours d'épanchement de matière et de gaz dans la cavité péritonéale. Il peut arriver qu'au moment de l'accident l'intestin soit distendu par une grande quantité de gaz, disons même en passant que c'est là une des causes prédisposantes les plus efficaces de rupture de ce viscère. La solution de continuité est aussitôt suivie de l'irruption dans le péritoine du fluide empoisonné. Il en résulte que l'intestin qui, normalement, est appliqué à la face profonde de la paroi abdominale, en est séparé par un espace qui peut être considérable, dans lequel sont accumulés des fluides gazeux. On observe alors un tympanisme particulier dont l'importance, pour le diagnostic de la perforation de l'intestin, ne peut échapper.

La rupture de la vessie est suivie de désordres, qui peuvent, dans un certain nombre de cas, se développer de deux manières différentes ; s'il arrive souvent que l'épanchement de l'urine se fait dans la cavité péritonéale après rupture de toutes les tuniques de la vessie vers la face postérieure de l'organe, souvent aussi « et cela est surtout vrai pour les ruptures des faces latérales et antérieures », c'est sous le péritoine que l'urine se répand et le liquide suit alors une direction commandée par la constitution anatomique de la région. Au lieu de se porter vers la portion déclive, ce qu'elle ne peut pas faire à cause de l'aponévrose périnéale inférieure, l'urine chemine vers le bord supérieur de la symphyse et même le dépasse en décollant le péritoine, elle peut par le même mécanisme envahir l'une ou l'autre fosse iliaque.

La plupart des traumatismes des viscères abdominaux s'accompagnent d'épanchement sanguin dans le péritoine. Toutefois, ce qui est la règle pour quelques-unes devient exceptionnel pour d'autres.

Au nombre de ceux dont la rupture est une source assurée d'hémorrhagie, citons le foie, la rate, les reins, enfin les gros vaisseaux.

Il en est d'autres au contraire qui ne donnent que peu ou point de sang, tels sont : l'intestin, la vésicule biliaire, la vessie.

Or l'hémorrhagie ne reste pas toujours confinée dans la cavité abdominale, quelle que soit l'épaisseur des parois.

Notons d'abord, qu'il est un organe dont l'hémorrhagie est primitivement extrapéritonéale, c'est le rein. Quelle que soit l'épaisseur des parties molles qui séparent ces organes du tissu cellulaire sous-cutané, on comprend que le liquide épanché puisse arriver sous la peau. Rappelons qu'il est entre le bord postérieur du grand oblique et le bord externe du grand dorsal un espace triangulaire (Triangle de J. L. Petit) par où peuvent aussi se faire des hernies et que le sang peut suivre en se dirigeant vers l'extérieur.

Ces épanchements sanguins se traduisent dans d'autres cas par de larges ecchymoses à apparition tardive. On les a observées le plus souvent vers la partie antérieure de la crête iliaque. Un autre siége habituel et caractéristique de ces ecchymoses est le trajet des vaisseaux spermatiques.

En voici un exemple :

OBSERVATION V

Dans la soirée du 23 février 1802, Serjeson, jeune homme maigre, vient heurter, avec force, en courant, contre un poteau, au détour d'une rue ; le coup porta vers le milieu de l'abdomen et le malade se remit au bout de quelques instants. Mais, après avoir été un peu plus loin, il se sentit une douleur très-vive, se trouva mal et fut obligé de s'asseoir sur le seuil d'une porte où il resta dix minutes.

De là il revint avec peine chez lui, àune distance environ de deux cents pas.

Je le vis le lendemain matin de bonne heure ; on ne trouvait pas la plus légère trace de lésion dans la partie sur laquelle avait porté le coup. Mais sur le trajet des vaisseaux spermatiques du côté gauche et jusque dans le scrotum existait une ecchymose avec un gonflement qui offrait un volume égal à celui d'une hernie ordinaire. Lipothymies ; vomissements accompagnés de grands efforts ; pouls petit, fréquent ; face pâle et exprimant la plus grande anxiété ; douleurs aiguës dans toute l'étendue du ventre, toutefois l'abdomen était d'une grande souplesse, et l'on pouvait facilement réduire les parties renfermées dans la tumeur de l'aine. Mais à peine la pression avait-elle cessé que la tumeur se reproduisait. Après avoir réitéré cette manœuvre et après l'examen le plus attentif, j'acquis la certitude que la tumeur était exclusivement formée par un liquide. Fomentations sur l'abdomen, solution de sel d'Epsom dans de l'eau de menthe de quart d'heure en quart d'heure jusqu'à effet purgatif. Quatre onces de ce sel furent prises dans la journée sans résultat. Les symptômes persistèrent et les douleurs revinrent atroces : le malade mourut dans la matinée.

Autopsie. — Le lendemain j'examinai le cadavre, la tumeur avait augmenté de volume, elle était livide, elle renfermait du gaz, ce qui était facile à reconnaître à sa résis tance. En l'ouvrant on vit qu'elle contenait de la sérosité du sang et des gaz. A l'ouverture de l'abdomen il s'écoula environ une pinte d'un liquide séreux et sanguinolent ; aucun des viscères abdominaux ne présenta la plus légère trace de lésion, excepté l'iléon qui était le siége d'une ouverture irrégulière assez grande pour admettre facilement le doigt et à travers laquelle tout ce qui était introduit dans l'estomac s'épanchait aussitôt dans la cavité abdominale.

(A. Cooper, *Œuvres chirurgicales*, obs. 190.)

Outre l'apparition d'une ecchymose dans un point éloigné du traumatisme, on voit apparaître pour la première fois dans l'observation qui précède la migration de gaz au dehors de la cavité abdominale.

De même que l'emphysème thoracique sans solution de continuité d'un côté indique une plaie du poumon, de même, l'infiltration gazeuse de la paroi abdominale à la suite d'un traumatisme et peu de temps après ce dernier, indique à coup sûr une déchirure de l'intestin. Nous n'en avons trouvé qu'une observation, elle est de Marjolin et se trouve dans les *Archives de médecine* (T. XI, année 1826, page 112).

OBSERVATION VI

Joseph Polonais, âgé de 45 ans, fut apporté à l'hôpital Beaujon, le 10 juin 1825 à 6 heures du soir, il venait d'être renversé par un éboulement de terre qui l'avait jeté avec violence sur les rebords d'une brouette. Il ne présentait alors que des traces de contusion aux parois abdominales et à la hanche du côté gauche ; mais le blessé était en proie à une grande anxiété, la respiration était gênée, le pouls était fréquent, pas de vomissements, pas de crachements de sang. Saignée, limonade, diète, résolutifs sur les plaies contuses.

Le lendemain matin à la visite, le malade offrait l'état suivant :

Respiration courte et fréquente, très-gênée, l'anxiété extrême, le ventre tendu : à gauche la partie supérieure des parois abdominales était le siége d'un emphysème qui s'étendait également du même côté, sur la partie inférieure des parois thoraciques. Cet emphysème plus considérable à l'endroit où siége la contusion se propageait aussi un peu à droite de l'abdomen : le pouls était petit, concentré, à peine sensible, face grippée, la langue sèche. Nous présumâmes une lésion grave de quelque viscère de l'abdomen, et une fracture de côtes, mais cette dernière lésion ne put pas être constatée par l'exploration des parois thoraciques. Une légère crépitation semblait l'indiquer dans un moment et un moment après nous cherchions en vain à la saisir, il nous était impossible de la distinguer. Six ventouses scarifiées sur les parties emphysémateuses, sinapismes aux jambes, l'air sortit par les plaies des scarifications, et cependant l'emphysème s'étendit au delà des régions latérales de l'abdomen et de la poitrine. L'état du malade s'aggrava rapidement, la respiration ne se faisait plus qu'avec une difficulté extrême, son pouls devint filiforme, il mourut à midi.

Autopsie faite le 12. Quatre côtes gauches étaient fracturées, deux ne l'étaient qu'incomplétement, la lame interne de l'os était rompue, l'externe restait intacte. Les muscles grand et petit oblique de l'abdomen étaient déchirés en haut et à gauche, assez loin de la ligne blanche; dans cet endroit, il existait une infiltration considérable de sang, ce qui formait une sorte de tissu analogue à celui de la rate, mais de plus crépitant. La portion de l'intestin grêle qui correspondait à cette région était coupée, complétement en travers à dix-huit pouces du duodénum. La membrane muqueuse de l'intestin faisait saillie, et recouvrait la muqueuse externe, il y avait dans la cavité abdominale un épanchement considérable de sang mêlé à des matières chymeuses. Le péritoine était rouge injecté, le tissu cellulaire péritonéal infiltré d'air et de sang; les poumons étaient sains, pas d'emphysème dans les tissus qui touchaient aux fractures des côtes.

L'auteur fait suivre la relation qui précède des considérations suivantes :

Cette observation nous semble mériter l'attention particulièrement sous le rapport de l'emphysème qui a accompagné la blessure. *L'on n'a pas jusqu'ici, ce nous semble, signalé à l'emphysème symptomatique, l'origine qu'elle paraît avoir eue dans le cas présent.* Dans l'observation que nous venons de rapporter on aurait pu attribuer l'emphysème à une lésion de quelque point des voies aériennes en raison de la dyspnée et de la fracture des côtes. L'ouverture du cadavre a prouvé qu'il n'en était pas ainsi. Il ne paraît pas douteux que les gaz introduits dans le tissu cellulaire sous-cutané des parois latérales gauches de l'abdomen et de la poitrine ne provinssent de l'intestin dont la cavité communiquait avec ce tissu par le moyen de la déchirure des muscles, grand et petit oblique de l'abdomen.

La rupture de la vessie ne s'accompagne pas toujours d'infiltration d'urine dans les plans du périnée. La diffusion de ce liquide est empêchée par l'aponévrose périnéale supérieure ; cependant cette barrière peut être insuffisante et l'infiltration gagnant les couches superficielles du périnée détermine des désordres, phlegmon, gangrène, qui ne peut laisser de doute sur la nature de la lésion intra-abdominale.

Une contusion de l'abdomen étend quelquefois ses effets au-delà de la cavité abdominale, on a observé la commotion de la *queue de cheval*, la fracture de la colonne lombaire, des fractures de côtes, etc.

Un exemple unique, d'une conséquence bien rare de la déchirure du foie, et qui paraît mériter toute confiance, est rapportée dans *The Lancet* du 7 février 1874. T. I, p. 197.

C'est l'embolie dans l'artère pulmonaire d'un fragment de la substance hépatique.

OBSERVATION VII

S..., âgé de vingt ans, fut apporté le 16 février, ayant encore sa connaissance. Il raconte qu'il vient d'être écrasé entre deux wagons, il meurt environ un quart d'heure après son admission et quarante minutes après l'accident. A l'autopsie on constate une fracture de la clavicule droite et de toutes les côtes des deux côtés à leur réunion avec les cartilages costaux. La cavité péritonéale est remplie de sang et le foie présente une longue déchirure qui le sépare presque en deux à la jonction des deux lobes. Le diaphragme est également déchiré à sa partie supérieure ; le cœur renferme quelques caillots dans les cavités droites; la rate est vide et contractée, pas d'altération valvulaire dans l'artère pulmonaire, immédiatement en avant des valvules et remplissant presque la cavité des vaisseaux on trouve un morceau de foie de forme conique pesant environ quatre grammes.

(*L.-W. Marschall, général Hospital Nothingham.*)

Telles sont les lésions traumatiques de l'abdomen dus à la contusion, avec la relation de particularités qui peuvent être utiles au diagnostic.

CHAPITRE II

CONSÉQUENCES ÉLOIGNÉES DE LA CONTUSION DE L'ABDOMEN

Notre travail ne serait pas complet si nous ne faisions suivre ce premier exposé, des transformations que quelques-unes des lésions énumérées peuvent subir. Ce chapitre ne sera pas le moins intéressant de ceux qui ont trait à l'histoire des contusions de l'abdomen.

Citons à la hâte, les abcès du foie, la péritonite simple ou suppurée. D'autres lésions sont plus rares et méritent une attention particulière. Une de ces lésions très-rares est le rétrécissement de l'intestin dont nous n'avons trouvé qu'une observation digne de foi, elle est de Braillet et se trouve dans le mémoire de Hévin sur la gastrotomie. (*Mémoire de l'Académie de chirurgie.*)

OBSERVATION VIII

Un homme âgé d'environ 65 ans, fit une chute de cheval sur le pommeau de son épée, et en fut violemment frappé à deux travers de doigt de l'ombilic ; trois ou quatre saignées calmèrent la douleur vive, effet de cette contusion et qui se faisait sentir intérieurement, au bout de quatre mois il y eut des vomissements avec douleur de coliques qui répondaient à l'endroit blessé.

Les saignées, les bains, les fomentations émollientes, les boissons relâchantes, et généralement tous les secours convenables en pareil cas soulagèrent le malade et parurent l'avoir guéri radicalement. Quinze mois après l'accident les mêmes symptômes se renouvelèrent ; ils firent insensiblement du progrès, au point que les vomissements furent de matières stercorales. La constipation absolue avait été précédée de déjections filées, c'est-à-dire que les gros excréments semblaient avoir passé à travers une filière assez étroite. Plusieurs médecins qui virent cet homme dans les derniers accidents jugèrent que c'était un volvulus. L'auteur de l'observation persista à croire, comme il l'avait toujours fait, que l'intestin était rétréci par un effet consécutif de la contusion qu'il avait soufferte lors de sa chute. On fit prendre au malade trois ou quatre fois une once de mercure coulant et quelques balles de plomb ; il mourut quelques jours après dans les accidents ordinaires de l'étranglement de l'intestin, le vingt-septième jour de la récidive. A l'ouverture du cadavre on alla directement au siége du mal, qui ne pouvait être méconnu ; l'intestin jejunum, comme replié sur lui-même, était rétréci dans une étendue de six pouces environ, il était fort enflammé ; la poche qu'il formait au-dessus de ce rétrécissement contenait le vif-argent et les balles.

Parmi les suites éloignées possibles, se trouvent les formations kystiques dans le péritoine, les uns sont des hydropisies enkystées du péritoine et reconnaissent probablement pour origine une péritonite partielle. On en a trouvé plusieurs à la face convexe du foie qui paraissent tenir à ce mécanisme.

D'autres paraissent avoir pour origine une collection hématique enkystée. Il en a été certainement ainsi dans le cas suivant rapporté par M. Piéchaud, interne des hôpitaux de Paris.

OBSERVATION IX

Le nommé Charpentier, François, âgé de 42 ans, se présente à l'Hôtel-Dieu, le 19 février 1877, demandant des soins pour une tumeur volumineuse qu'il porte dans l'hypochondre gauche, il n'a. jusqu'à ces derniers temps, jamais été malade, et les renseignements éloignés qu'il nous donne, restent étrangers au mal dont il souffre aujourd'hui.

Mais voici l'histoire des derniers mois qui ont précédé l'apparition de la tumeur, histoire dont toutes les circonstances méritent d'être signalées.

Le 18 juillet 1876 cet homme est renversé sur la voie publique par un omnibus, son thorax est violemment froissé par les roues, transporté à l'hôpital Saint-Louis, il y demeure 31 jours, il avait quatre côtes brisées : une à droite, trois à gauche. Après sa sortie le malade ressent encore une douleur vive dans le côté gauche; les mouvements de se baisser, de se retourner pour saisir un objet, la toux, l'effort, l'exagèrent beaucoup. Il ne s'en inquiète pas jusqu'au jour où portant la main sur le côté gauche pour atténuer par la pression une douleur qu'il ressent plus vive que de coutume, il éprouve la sensation d'une tuméfaction étendue et résistante. C'était le 10 janvier, quatre mois et demi après l'accident.

Le 19 février, Charpentier est admis à l'Hôtel-Dieu, salle Sainte-Marthe, dans le service de M. le professeur Richet. Cet homme a tous les attributs extérieurs d'une bonne santé, il est un peu maigre, mais bien musclé, et son teint n'a rien qui rappelle l'anémie ou le plus léger degré de cachexie. L'hypochondre gauche est rempli par une tumeur qui soulève la paroi abdominale et semble située immédiatement au-dessous du diaphragme d'où elle se serait avancée vers les fausses côtes qn'elle déjette en dehors, et la paroi abdominale qui la recouvre sans présenter d'autres lésions. Explorée avec soin, cette tumeur présente les caractères suivants : surface arrondie, résistante, mais non pas dure, élastique, comme le serait un kyste, enfin fluctuante. Elle est aussi mobile ; si, en effet, on appuie fortement sur le flanc gauche, de façon à exercer une pression latérale sur elle, on la voit s'avancer à droite et dépasser la ligne blanche. Ce dernier fait nous explique, probablement, pourquoi les digestions ont toujours été faciles, l'absence de vomissements après le repas, la liberté de la respiration. Enfin les selles ont toujours été régulières, jamais il n'y a eu d'ictère. La matité absolue au niveau de la tumeur s'arrête brusquement sur sa circonférence, si ce n'est cependant en haut et à droite où le foie la recouvre immédiatement. La rate occupe sa situation normale et n'a pas changé de volume. Le rein n'est point douloureux à la pression et rien dans la région qui l'occupe ne semble indiquer que le kyste soit en rapport avec lui : les urines, du reste, n'ont jamais varié, ni comme qualité, ni comme quantité.

Le péritoine est libre et les membres inférieurs sans œdème.

Telle était la situation du malade, lorsque le 24 février M. le Dr Le Dentu pratiqua une ponction avec l'aspirateur Potain. On obtint deux litres d'un liquide légèrement hématique, sans caillot, contenant beaucoup d'albumine, mais pas de crochets et aucun élément biliaire ou hépatique. Après la ponction, la tumeur avait complétement disparu ; mais les jours suivants on la vit apparaître de nouveau, progressivement, si bien que dans les premiers jours de mars elle avait à peu près les dimensions premières.

Ajoutons qu'une nouvelle exploration des viscères, après cette opération, ne donna aucun renseignement sur le siége anatomique ou les connexions probables.

En présence d'une tumeur liquide ponctionnée et reproduite en peu de temps, M. le professeur Richet vers la fin de mars choisit comme traitement la méthode de Récamier, et commença l'application des caustiques. Après trois applications successives, l'une de poudre de Vienne, les deux autres de pâte au chlorure de zinc, le kyste était devenu moins mobile, la ponction fut décidée.

Pratiquée à l'aide d'un troquart volumineux dont la canule en gomme devait rester à demeure, cette opération fut suivie d'accidents de péritonite qui amenèrent rapidement la mort. On avait dû transporter le malade de la salle d'opération dans son lit, et c'est dans ce trajet assez long qu'il ressentit une douleur violente, premier indice de la complication. Un fait, du reste, avait frappé les assistants : c'est la violence avec laquelle le liquide s'était échappé par la canule, et la nécessité où s'était vu le professeur Richet de laisser dans le kyste une partie du liquide pour éviter que la poche évidemment très-élastique, en revenant sur elle-même ne rompît les adhérences contractées avec la paroi abdominale. Ce liquide était très-foncé, comparable au liquide chocolat qu'on retire de certains hématocèles de la tunique vaginale.

Indépendamment des lésions inflammatoires qui amenèrent en trois jours la mort du malade et qui furent probablement la conséquence d'un léger épanchement de liquide dans le péritoine, voici quels sont les détails de l'autopsie :

La paroi abdominale ne tient plus au kyste ; les adhérences, très-peu étendues, ont été rompues, et l'on voit au-dessus de la petite courbure de l'estomac, à trois centimètres, environ, l'ouverture faite au kyste par le troquart. C'est là, en effet, entre l'estomac et le foie que s'est développée la tumeur.

Une grande partie du foie, l'estomac, la rate, le colon transverse et le duodenum, le pancréas, en un mot, toutes les parties qui limitent l'arrière-cavité des épiploons ou en sont voisines, ayant été enlevées, il est alors permis de préciser les limites du kyste.

Il tient en haut au bord antérieur, et à la face inférieure du foie par quelques brides fibreuses, mais il est certain que son point de départ n'est ni dans le foie, ni dans le pancréas. L'estomac seul présente avec lui des connexions importantes.

En effet, si on examine le bord supérieur de l'estomac on voit que dans toute son étendue, il tient au kyste, et la dissection permet de suivre le péritoine de la paroi kystique sur la face antérieure du viscère D'autre part, toute la face postérieure de l'estomac est immédiatement appliquée sur le kyste qui la recouvre dans une grande partie de son étendue, et là encore on distingue le péritoine qui du kyste se porte sur la paroi stomacale. De ce double fait, il faut conclure que la tumeur développée entre les deux feuillets du petit épiploon s'est étendue sur la face postérieure de l'estomac en décollant le péritoine. L'examen histologique des parois kystiques fait par

MM. Debove et Marcano, confirme cette opinion. Ces parois sont épaissies, sans infiltrations calcaires, la surface interne est bleuâtre avec des taches ecchymotiques en différents points, la cavité ne contient plus de liquide. Cette cavité qui n'admettrait pas les deux poings indique assez, par son petit volume, l'élasticité de la poche surtout lorsqu'on songe à la quantité assez considérable de liquide qu'elle contenait.

Un dernier fait assez important nous est encore révélé par cette autopsie. Sous le péritoine pariétal dans le petit bassin, principalement à gauche, et d'une manière générale sous le péritoine pariétal de toute la région abdominale du même côté on voit de petites taches pigmentaires analogues comme aspect à celles que présentent parfois les poumons à leur surface. Soumises à l'examen du microscope on y découvre les traces d'un épanchement sanguin ancien. Le siége de la tumeur n'étant plus douteux, la nature hématique étant aussi reconnue par la composition du liquide deux fois constatée, il est permis de remonter à la cause et de la trouver dans le traumatisme violent porté sur l'abdomen. Il s'est produit en divers points des épanchements de sang, un de ces épanchements entre les lames du petit épiploon a été le point de départ d'un kyste.

M. Ledentu discutant ce fait, dans une séance de la Société anatomique, ne doute pas que le siége précis de ce kyste ne soit entre les deux lames du petit épiploon. Il avait observé le malade, examiné la pièce, la situation de la tumeur enchâssée entre l'œsophage et le pylore au-dessus de la petite courbure de l'estomac, à laquelle elle répondait par sa partie inférieure, l'intégrité de l'arrière-cavité des épiploons ne pouvait laisser de doute sur son siége précis.

Citons enfin parmi les conséquences tardives de la contusion de l'abdomen, les déviations permanentes de l'appendice xyphoïde après fracture de cet os.

CHAPITRE III

ÉTIOLOGIE ET MÉCANISME

La nature de l'agent vulnérant, la manière dont la violence s'est produite, le siége du coup, les circonstances dans lesquelles a eu lieu le traumatisme et l'étude des conditions de la tension abdominale, c'est-à-dire la physiologie pathologique peuvent dans beaucoup de cas donner des points de repère importants.

§ Ier. — Les agents vulnérants sont de toutes sortes. Quelques-uns n'agissent que sur un point très-limité, tels sont un bâton, une canne ou tout autre tige rigide, portant par une de ses extrémités. Telles sont encore la longe d'un fouet, une lanière, etc.

D'autres agissent sur une surface plus étendue, tels sont le poing, le pied. Un très-grand nombre de contusions ont été produites par un coup de pied de cheval. Il en est enfin de très-volumineux, tels sont : un boulet de canon à la fin de sa course, une roue de voiture, un corps lourd et volumineux comme dans un éboulement.

Il est des cas où c'est le corps lui-même qui se porte vers un objet résistant et vient buter contre lui. On a vu un cavalier, par un faux-pas de son cheval, venir buter contre le pommeau de sa selle, même accident peut se produire à l'égard de corps anguleux et résistants quels qu'ils soient.

Il est indiscutable que plusieurs cas de chute à plat ventre d'un lieu élevé doivent rentrer dans ce mécanisme. Cependant il n'en est pas toujours ainsi, et les lésions intra-abdominales peuvent alors être produites par contre-coup. Il peut en être ainsi dans la plupart des lésions de l'abdomen, toute fois c'est dans les chutes que ce mécanisme doit plutôt être invoqué.

Dans un accident de cette nature il se produit un ébranlement de tous les organes contenus dans l'abdomen, et ce sont des organes solides et à tissu faiblement cohérent, rattachés à la paroi par des replis péritonéaux et des liens musculaires qui doivent être le plus éprouvés. Au premier rang se trouve la rate, puis vient le foie. En outre le foie et les reins peuvent être détachés de leurs connexions pariétales et portés dans un point plus ou moins éloigné de leur situation normale.

L'intestin par sa mobilité et sa contexture paraît devoir échapper à ces violences et il en est en effet ainsi dans la plupart des cas.

Le resserrement de l'abdomen par une force agissant, même d'une manière lente et progressive sur la totalité ou sur une grande partie de sa surface agit d'une tout autre façon.

On comprend en effet que les organes solides

peuvent être difficilement affectés par une violence de cette nature devant laquelle ils peuvent fuir.

Il faut peut-être faire une exception pour le foie qui peut être comprimé entre la force vulnérante et la colonne vertébrale. Ses connexions intimes avec les veines caves peuvent, dans les mêmes circonstances, devenir la cause de lésions graves de ces gros troncs veineux.

Quant à l'intestin c'est lui surtout qui doit subir les effets de cette constriction en ceinture. Sa pression intérieure se trouve considérablement augmentée, condition favorable à une rupture. Ce même mécanisme place l'abdomen dans les conditions qui président à la production des hernies de forces.

Que les orifices herniaires soient affaiblis ou déjà dilatés par une hernie antérieure, l'intestin comprimé pourra chercher issue par cette voie, Quant aux agents que nous avons énumérés en premier lieu, leurs effets sont surtout limités au point d'application. Beaucoup de ruptures du foie leur sont dues et presque toutes celles de la vésicule du fiel et de la vessie.

§ II. — Quant aux conditions dans lesquelles agit l'agent vulnérant quelques-uns doivent d'abord nous occuper, ce sont :

1° Tension plus ou moins rigide du plan abdominal antérieur et latéral.

2° Relâchement du même plan.

La première s'observe habituellement lorsque le traumatisme est prévu, le sujet contractant instinctivement les muscles de l'abdomen. Il en est ainsi dans une rixe, et pendant les efforts violents, etc.

Le relâchement des parois abdominales est plus habituel que leur tension excessivè, l'état physiologique de ces muscles dans le repos est le relâchement ; il en est de même dans le sommeil, dans l'ivresse.

La première condition protége les viscères abdominaux en absorbant la plus grande partie de la violence extérieure qui ne peut guère aller plus profondément qu'après avoir gravement lésé les parois. Dans la seconde condition au contraire la paroi n'offre presque pas de résistance et les viscères sont pour ainsi dire à nu au-devant du traumatisme.

C'est dans ces circonstances qu'on a pu voir un corps vulnérant agissant à la partie antérieure de l'abdomen, aller atteindre les reins, la rate, la colonne vertébrale sans lésion de la paroi abdominale.

Morgagni rapporte qu'un jeune homme ayant reçu sur le devant de l'abdomen un coup de bâton poussé par la pointe, on trouva sur le cadavre une déchirure étendue du rein gauche sans lésion de la paroi elle-même.

L'état actuel des viscères abdominaux, physiologique ou morbide, doit entrer en grande considération dans l'appréciation des désordres produits par le traumatisme.

La réplétion de la vessie est la condition presque indispensable et très efficace de la rupture de cet organe, on conçoit, combien facilement elle peut alors être rompue par une violence agissant sur l'hypogastre. Aussi cette complication des contusions de l'abdomen a-t-elle surtout des chances de se produire le matin.

Nous avons eu dernièrement l'occasion d'observer à l'hôpital Beaujon, dans le service de M. le professeur Le Fort, un malade qui aurait été très démonstratif à cet égard. Nous ne donnons point ce fait comme absolument certain, car l'autopsie n'a pu avoir lieu.

Cet homme qui était *polyurique* reçut un matin vers six heures, un coup de pied de cheval dans l'hypogastre ; il n'avait pas uriné depuis la veille au soir.

Presque aussitôt après l'accident se développèrent des troubles qui ne pouvaient guère laisser de doute sur la nature de la lésion.

Douleur hypogastrique, envies incessantes d'uriner, rétention absolue d'urine, teint terreux, amaigrissement rapide, excavation des orbites, voix cassée. Deux jours de suite, le cathétérisme ne put donner issue à l'urine. Le troisième jour, en revanche, une sonde en gomme ayant été introduite à une profondeur inusitée, on obtint trois litres d'urine légèrement teintée de sang et qui par le repos, donna un dépôt notable de pus.

M. Desprès discutant un fait de rupture de foie présenté à la Société anatomique par M. Farabeuf, est d'avis que la congestion de cet organe au moment où il élabore le sang de la digestion d'une part, et la vacuité de l'intestin de l'autre, peuvent favoriser une rupture de cet organe.

Il pourrait en être de même de la fièvre typhoïde. M. Forget rapporte le fait d'un jeune homme convalescent d'une fièvre typhoïde à Rochefort, qui s'étant frappé violemment le ventre contre un banc, mourut à l'hôpital quelques jours après. On fit l'autopsie et on vit que le foie était déchiré dans plusieurs points de sa face convexe.

L'existence d'une maladie antérieure est surtout bien démontrée pour la rate.

Un jeune homme bien constitué avait été atteint d'une fièvre intermittente et était guéri depuis huit jours sous l'influence du sulfate de quinine. Il faisait une course à cheval, sa monture fut effrayée et dans un brusque mouvement, l'abdomen du cavalier vint porter sur le pommeau de la selle ; une syncope fut la suite immédiate de cet accident et la mort suivit peu d'instants après. A l'autopsie, on trouva la rate très-volumineuse, présentant une déchirure qui avait donné lieu à un épanchement de sang dans l'abdomen.

La présence de calculs dans la vésicule biliaire paraît une cause prédisposante puissante de rupture du réservoir de la bile. On trouve dans les *Ephémérides des curieux de la nature* (déc., 11e année, 9), qu'un maréchal-ferrant tua sa femme en lui assénant un coup de poing sur l'hypochondre *gauche*, et qu'après l'autopsie on trouva la vésicule biliaire remplie de calculs, largement déchirée.

C'est dans la réplétion de l'intestin à la suite d'un repas copieux et pendant la période de distension abdominale qui en résulte, qu'il faut chercher une cause fréquente de sa rupture, il en est de même du tympanisme.

On doit à M. Longuet, alors interne des hôpitaux de Paris, des recherches intéressantes sur ce point.

Ces expériences sont les suivantes: on laisse tomber d'une certaine hauteur un poids déterminé sur une anse intestinale vide, elle est déchirée du premier coup.

La même expérience est faite sur une anse intestinale de même longueur, mais distendue par de l'air, elle n'est rompue qu'en augmentant le poids et en répétant l'expérience. Enfin si c'est d'eau que l'anse intestinale est remplie, le traumatisme la divise du premier coup (*Bulletin Soc. anat.*, 1875, t. XX, 2e série 799).

Les maladies, les lésions préexistantes de l'intestin doivent faire penser préférablement à une rupture de cet organe ; telles sont les cicatrices consécutives à la dysenterie, à la fièvre typhoïde, les adhérences de la péritonite chronique, ou celles qui sont le reliquat d'une péritonite ancienne.

Une cause prédisposante de ce genre, intéressante à connaître est une hernie ancienne. Il existe dans ce cas des lésions de l'anse herniée qui la disposent singulièrement à la rupture alors même que l'anse était réduite au moment de l'accident. En voici un exemple remarquable :

OBSERVATION X

Un homme de 44 ans rentre à l'hôpital le 25 novembre 1875 à 4 heures, 2 heures auparavant il est tombé et a reçu sur le ventre un pain de sucre qu'un ouvrier passant près de lui portait sur son épaule.

Vomissements alimentaires en arrivant à la salle, puis bilieux, et au bout de quelques instants, couleur gris brunâtre. Par l'administration de la glace les vomissements cessèrent.

Le 26, vomissements biliaires, ventre ballonné, douloureux, pas d'écorchures ni d'ecchymoses. Dans le canal inguinal droit existe une petite tumeur oblongue en partie dans le conduit, en partie dans le scrotum, ferme au toucher, pas douloureuse, irréductible, diminuant de volume quand on la presse. Le malade dit qu'il a depuis fort longtemps une hernie inguinale complétement réductible, et habituellement maintenue par un bandage, mais que depuis 15 jours il l'a quitté et qu'il ne le portait pas au moment de l'accident. Il n'y a pas d'anse intestinale herniée actuellement. Pas de selles depuis l'accident, urines rares, un peu rouges mais non sanguinolentes. Temp. 36, pouls 70.

Viscères soigneusement explorés, foie, rate, rein, ne semblent point intéressés.

Le 27, légère amélioration, vomissements persistants. Temp. 37, le soir 37,2.

Le 28, tout allait mal, vomissements, région hépatique très-douloureuse à la pression, le malade mourut dans la soirée.

Le 30 au matin. Autopsie; cœur, poumons sains; rate petite, un peu contractée sans déchirures; foie sain, intestin, péritoine pariétal et viscéral présentent toutes les lésions qui caractérisent une inflammation très-intense.

Sac herniaire déshabité, parois épaisses.

Une portion du canal intestinal, longue environ de 0,18 cent. est plus rouge, plus amincie que les autres parties. Cette portion est bien nettement délimitée par un double resserrement bien marqué aux deux extrémités. Le mésentère qui adhère à ce point est congestionné.

Cette anse est située dans le flanc droit, un peu en dedans du cœcum très-près du canal inguinal. C'est évidemment un des points qui a dû faire le plus fréquemment hernie dans le canal inguinal. Cela est important, car c'est au milieu de cette portion altérée de l'intestin, que siége la perforation. L'ouverture a le diamètre d'une pièce de 0,50 centimes, régulièrement arrondie et comme faite à l'emporte-pièce.

(Longuet, *Bull. Soc. anat.*, 1875, 1re série, T. 20, p. 799.)

CHAPITRE IV

SYMPTOMATOLOGIE

Entrons maintenant dans la recherche des symptômes qui peuvent éclairer sur la nature de la lésion, son siége, etc.

Disons d'abord qu'il est un certain nombre de contusions de l'abdomen, qui, bien que suivies de troubles fonctionnels considérables, et même de mort dont l'anatomie pathologique a été muette.

Tout le monde sait qu'un coup, même très-léger, porté sur l'abdomen donne lieu à un certain nombre de troubles instantanés, dont la durée n'est pas longue, et qui partant ne sauraient être rapportés à une lésion organique.

Tels sont l'arrêt subit et transitoire de la respiration, un sentiment de défaillance, le refroidissement des extrémités ; l'affaiblissement du pouls, etc... les troubles peuvent aller jusqu'à la syncope et à la mort rapide.

Le mécanisme de ces troubles fonctionnels a été fort bien exposé dans une excellente thèse de la Faculté de Paris (Hosteing. *Essai sur la syncope*, recherches cliniques et expérimentales, 1877). Nous lui empruntons quelques cas de mort subite, déterminés par la contusion abdominale, et sans lésion appréciable.

OBSERVATION XI

Un laboureur plein de santé essayait de soulever un lourd fardeau, quand un autre laboureur survint et lui dit : « Ote-toi de là et laisse essayer quelqu'un plus capable que toi. » En même temps il lui donna un léger coup de revers de la main sur la région de l'estomac, et le pauvre garçon tomba immédiatement et expira. A l'examen de son corps on ne trouva aucune marque de violence (A. Cooper, *Lectures on Surgery*, 1824, vol. I, p. 10).

OBSERVATION XII

Coup de pierre reçu à cinq ou six pas sur la région abdominale pendant une course rapide. Mort subite (Jacob *Ehrner. Sitzb. d. ver. Aerste in Weiermark*, 1874).

Les lésions limitées à la paroi abdominale se reconnaissent en général assez aisément. Mais il est souvent fort difficile de dire si elles sont localisées à la seule paroi à l'exclusion des viscères.

Cependant on peut prendre pour règle générale que pour une contusion de moyenne intensité, il y aura d'autant moins raison de croire à des lésions profondes que celles dont la paroi seront plus accentuées. Si paradoxale que puisse paraître cette proposition, nous n'hésitons cependant pas à l'avancer, car elle est fondée sur l'observation.

On comprendra qu'il puisse en être ainsi si on veut bien se rappeler l'influence de la rigidité des parois abdominales sur la nature des lésions que peut déterminer le traumatisme.

Voici une observation de M. Legouest qui met bien en lumière le mécanisme dont nous parlons :

OBSERVATION XIII

Un sapeur pompier en s'exerçant au gymnase se heurta violemment le bas-ventre contre la partie postérieure du cheval de bois. Comme conséquence de sa chute, le muscle droit du côté gauche était rompu vers le milieu de sa portion sous-ombilicale. Une tumeur sanguine considérable, due sans doute à la déchirure de l'artère épigastrique, existait sur le lieu frappé, molle et dépressible, elle permettait aux doigts de sentir la solution de continuité du muscle dont les deux bouts étaient rétractés. Le malade couché sur le dos, avait la plus grande peine à se mettre sur son séant. La guérison fut obtenue sans hernie consécutive.

(*Chirurgie d'armée*, deuxième édition, 1872, page 372.)

Cette observation est, en outre, un exemple de l'aspect que peut offrir la paroi abdominale antérieure à la suite de la rupture d'un des muscles droits. Cette rupture en effet, comme nous l'avons déjà indiqué, en exposant l'histoire anatomo-pathologique de cette lésion s'accompagne d'une collection sanguine qui peut être considérable, dans les gaînes de ce muscle, et due à la déchirure des artères épigastrique et mammaire interne.

Il se peut que dans la même lésion l'hémorrhagie étant faible par exception, ce soient les caractères de la hernie qui l'emportent.

Dans ce point en effet comme dans d'autres, (rupture des muscles larges de l'abdomen à leur insertion sur la crête iliaque), le traumatisme en affaiblissant la paroi abdominale permet à la force expansive de l'intestin de se mettre en jeu.

Dans le point affaibli on observe alors une tumeur sonore facilement réductible due à la hernie de l'intestin.

Au dire de Velpeau (Dict. en 30 vol.) jamais ces hernies ne s'étranglent.

Le diagnostic des lésions profondes ne peut que dans des cas exceptionnels être formulé d'une façon certaine à l'aide des seuls symptômes qui suivent le traumatisme.

Il ressort suffisamment de la lecture de notre travail, que ce sont plutôt les commémoratifs, la nature de l'agent vulnérant, les conditions du traumatisme qui doivent entrer en ligne de compte.

Les lésions traumatiques du foie s'accompagnent, on peut dire toujours, d'un aspect typhique particulier, signalé par Hippocrate.

La douleur peut fournir une indication plus certaine. On sait que la douleur de l'épaule droite est signalée dans presque toutes les affections du foie. On la retrouve dans un grand nombre de cas de rupture de ce viscère. Boyer a même décrit deux douleurs hépatiques dans ces conditions : l'une fixée à l'épaule droite et au larynx indiquerait une lésion de la convexité, l'autre localisée principalement vers le niveau de l'appendice xyphoïde indiquerait plutôt une lésion de la concavité,

Un point douloureux ressenti dans l'hypochondre droit ne peut avoir une certaine valeur que dans les cas où l'agent vulnérant aurait frappé une autre région. L'ictère est rare. Ludwig Mayer ne l'a rencontré que vingt-quatre fois sur deux cent soixante-sept cas, plusieurs fois son apparition a été tardive.

L'exploration directe indiquant une déformation notable du foie à la suite d'un traumatisme portant sur la région qu'occupe cet organe peut devenir un moyen de diagnostic d'une grande valeur.

M. Claude Bernard dans ses leçons de physiologie expérimentale, parle d'une glycosurie passagère à la suite de la contusion du foie. Il rapporte même un fait où l'on vit la glycosurie ne prendre fin qu'à partir de la guérison complète.

D'autres symptômes tels que ceux relevant de l'hémorrhagie interne, de la péritonite n'appartiennent pas en propre au traumatisme du foie.

Les lésions de la rate ne produisent qu'une symptomatologie encore moins précise s'il est possible.

Il est cependant un point sur lequel je crois devoir insister. La rupture de cet organe s'accompagnant toujours d'une hémorrhagie plus ou moins abondante doit nécessairement étendre la matité de la région splénique. Le tableau des lésions traumatiques de la rate doit, croyons-nous, se résumer dans les trois points suivants: Accroissement de la matité splénique, symptômes d'hémorrhagie interne, périsplénite consécutive.

Les signes de la perforation intestinale ne sont autres que ceux de la péritonite par perforation. Douleur subite, intense, ballonnement du ventre à développement rapide, vomissements répétés, refroidissement des extrémités, petitesse et fréquence du pouls, facies particulier.

Un signe précieux sur lequel on n'avait pas, je crois, insisté avant nous autant qu'il le mérite, c'est l'emphysème de la paroi abdominale, sans solution de continuité de la peau. Nous en avons rapporté deux exemples intéressants, l'un d'eux surtout dû à Marjolin.

Sur quel point de l'intestin siége la perforation ? Cette question est au moins aussi importante que celle de l'existence de la rupture elle-même.

Il est souvent difficile de se prononcer à cet égard ; toutefois, si l'on veut bien se rappeler ce que nous avons déjà dit des ruptures de l'intestin, il semble qu'on puisse quelquefois l'affirmer avec quelque chance de succès.

Si l'intestin était malade avant l'accident, c'est très probablement au voisinage de la portion malade que se trouve la rupture. L'observation de M. Longuet rapportée plus haut, démontre que c'est l'anse herniée qui doit être suspecte chez un hernieux. La même chose doit être dite du gros intestin chez un dysenterique, de la fin de l'intestin grêle chez un convalescent de fièvre typhoïde, etc.

L'ouverture de l'intestin peut n'être que tardive c'est lorsqu'elle succède à une escharre déterminée par la contusion. Ces cas sont rares : en voici un, tiré de la *Gazette des hôpitaux* (2e série, t. 3, 1841, p. 268).

Dans une leçon faite à l'Hôtel-Dieu, Blandin rapporte le cas d'un homme qui avait reçu un coup de pied de cheval dans le flanc gauche, et dont il paraissait bien guéri au bout de douze jours. Alors il fut pris tout à coup au milieu de la journée de nausées, de vomissements et bientôt de symptômes de péritonite formidables. La mort fut très-prompte. L'autopsie fit découvrir une perforation de l'S iliaque arrivée par suite d'une escharre que la contusion abdominale avait causée.

Voici un fait qui démontre combien peut être difficile le diagnostic de la rupture de l'intestin.

Nous le devons à l'obligeance de M. Leduc, interne des hôpitaux de Paris.

OBSERVATION XIV

Le nommé P.... Remy, âgé de 42 ans, palefrenier, est apporté à l'hôpital Beaujon le 6 octobre 1877.

Il est couché au lit n° 46 du 2e pavillon.

Il venait de recevoir un coup de pied de cheval sur les côtes inférieures droites.

Le coup avait été suivi d'une syncope qui dura une demi-heure environ.

En revenant à lui, il se plaint d'une vive douleur dans toute la partie droite de l'abdomen.

Il est dans l'état suivant :

Les extrémités sont froides, le pouls petit. On reconnaît la trace du fer sur l'hypochondre droit. Cette trace empiète un peu sur le creux épigastrique et sa concavité est tournée en haut.

La plus légère pression sur cette région détermine une douleur vive.

La percussion pratiquée légèrement ne démontre pas de changement de volume du foie.

Les muscles larges de l'abdomen sont fortement contractés, le ventre est excavé.

Le moindre attouchement de la peau du ventre est suivi d'un redoublement de la contraction de ces muscles.

Le scrotum est rétracté ; il offre à peine le volume d'une noix. Les testicules sont fortement appliqués à l'anneau inguinal externe.

Une heure environ après l'accident, le pouls se relève un peu, les extrémités sont un peu moins froides, la douleur paraît avec ses premiers caractères.

Le cathétérisme donne issue à une urine très-pâle. Elle réagit comme l'urine normale vis-à-vis de réactifs ordinaires.

Une pilule d'opium. Cataplasme laudanisé sur le ventre.

7 octobre. Dans la nuit vomissement bilieux.

Douleur abdominale toujours plus forte à droite.

Le ventre n'est plus rétracté comme hier au soir.

Les bourses ont repris leur aspect normal ; et les testicules occupent leur situation normale.

Pas de selles.

Il n'y a pas eu de miction depuis hier au soir. Le cathétérisme donne issue à des urines couleur acajou. Elles sont chargées de phosphates.

Faciès grippé, exprimant la souffrance, pouls petit, serré.

Huile de ricin, 20 grammes.

Cataplasmes laudanisés.

Potion de Todd.

Le soir, même état. Les vomissements ont continué dans la journée.

L'huile de ricin n'ayant pas déterminé de garde-robes, on donne un lavement huileux qui est rejeté presque pur.

Dans la nuit évacuation abondante de selles diarrhéiques jaunâtres.

8 octobre. Vomissements dans la nuit et le matin.

Le faciès est plus grippé, les yeux sont excavés.

Le ventre est ballonné, très douloureux.

Calomel. Large vésicatoire sur le ventre.

Le soir l'état du malade n'est pas sensiblement modifié.

Le vomissement a continué avec ses caractères de la veille. Déjection diarrhéique : matières jaunâtres en abondance.

Le malade meurt à 11 heures du soir, avec toute sa connaissance.

Les urines rendues dans cette journée présentent les mêmes caractères physiques que celles du 7 ; elles contiennent beaucoup de bleu, un peu d'hémapheine et une grande quantité d'albumine.

Autopsie le 11. *Abdomen:* Matières fécales dans tout l'abdomen, péritonite généralisée, injection intense des anses intestinales qui adhèrent entre elles en plusieurs points à l'aide de fausses membranes peu résistantes ; ces fausses membranes sont très nombreuses au-dessous du foie et dans la fosse iliaque droite, les matières fécales sont aussi très-abondantes en ces points et au voisinage du cœcum. A trois travers de doigt environ au-dessous du foie, il y a un travail d'enkystement prononcé, en examinant l'intestin grêle on trouve à un mètre environ de la valvule iléo-cœcale, une rupture nette, taillée à pic, allongée suivant la longueur de l'intestin. Cette rupture est située à trois ou quatre centimètres au-dessous du point où a porté le coup. Au-dessus de la fosse iliaque autour du rein droit et de la gaîne du psoas épanchement sanguin considérable remontant jusqu'à la deuxième vertèbre lombaire et empiétant un peu du côté gauche. Rien au foie. Adhérence ancienne de cet organe avec la paroi abdominale.

Congestion intense à la base des deux poumons.

Les autres viscères sont sains.

La rupture de la vessie peut donner lieu à deux formes cliniques : dans l'une le liquide a passé dans la cavité péritonéale elle-même où il détermine bientôt une inflammation générale; dans l'autre l'infiltration est sous-péritonéale, ce sont les signes d'une inflammation diffuse développée dans le petit bassin qu'on observe. Qu'on ajoute à cela les douleurs intenses, des besoins répétés d'uriner, l'insuccès du cathétérisme, etc...

La rupture des gros troncs vasculaires de l'abdomen détermine une mort presque instantanée.

Les ruptures du diaphragme sont d'un diagnostic difficile ; on a signalé comme pouvant les faire reconnaître une douleur dans la région diaphragmatique, augmentant par l'inspiration et s'irradiant jusqu'à l'épaule du côté blessé. L'abdomen est comme affaissé, le thorax paraît augmenté de volume; il existe une dyspnée intense, le pouls est petit et serré.

C'est surtout du côté de l'urine qu'on doit chercher les indices qui peuvent annoncer un traumatisme du rein.

Le diagnostic devient singulièrement plus difficile lorsque plusieurs des lésions énumérées coexistent. Ce sont, on le comprend, de beaucoup les cas les plus difficiles.

Nous croyons que l'application des notions acquises sur les lésions de chacun des organes isolément pourra être d'une certaine utilité et aider à reconnaître au moins une partie des lésions.

RÉSUMÉ GÉNÉRAL

1° L'âge et le sexe en dehors de l'état de grossesse ne fournissent aucune présomption ; il en est de même de la constitution et du tempérament.

2° Un agent vulnérant de moyen volume, appliqué avec une violence modérée sur un point de l'abdomen où sont situés des organes solides, doit faire songer à une lésion de ces organes.

3° Les maladies antérieures prédisposant certains organes à la rupture (*locus minoris resistentiæ*), ce sont préférablement ces organes qui sont atteints par le traumatisme (anse herniée depuis longtemps réduite au moment de l'accident, rate chez un paludéen, etc.),

4° L'abdomen ayant été frappé dans l'état de rigidité des parois abdominales, c'est sur la paroi que siégent les lésions principales. Dans l'état de relâchement de ces parois au contraire (ivresse, sommeil, etc.), quelle que soit l'intégrité de cette paroi, il faut toujours soupçonner une lésion de viscères. En d'autres termes les lésions profondes sont d'autant moindres que les lésions superficielles sont plus marquées et *vice versa*.) Nous ne méconnaissons pas toutefois que cette règle doit souffrir des exceptions.

5° C'est pendant la digestion intestinale, à la suite d'un repas copieux, que l'intestin a le plus de chance d'être frappé.

CHAPITRE V

PRONOSTIC. — TRAITEMENT

Nous avons peu de choses à dire du pronostic et du traitement. Le pronostic de la contusion abdominale est en général très-grave, et le praticien en présence des blessés soumis à un traumatisme de cette paroi, doit se tenir dans la plus grande réserve. Tantôt le malade succombe dans un bref délai par suite de la péritonite et des lésions graves, dues aux conséquences du choc ; tantôt il se développe une péritonite secondaire consécutive à la chute d'une escharre, et presque toujours aussi grave que la péritonite primitive.

Quant à la thérapeutique, elle se trouve le plus souvent désarmée et se borne, pour ainsi dire, au soulagement qu'elle peut procurer aux malades.

Paris. — Typographie A. VIOLLET, 51, rue Monsieur-le-Prince.

www.ingramcontent.com/pod-product-compliance
Ingram Content Group UK Ltd.
Pitfield, Milton Keynes, MK11 3LW, UK
UKHW020441230726
13925UKWH00004B/1763